U0129861

# 药棒循经推按疗法

谭凯文　颜　冰　李洪波　主编

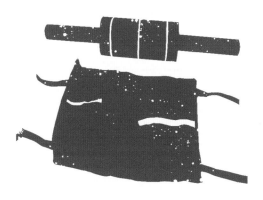

广西科学技术出版社

图书在版编目（CIP）数据

药棒循经推按疗法 / 谭凯文，颜冰，李洪波主编. —南宁：广西科学技术出版社，2024.6
ISBN 978-7-5551-2041-4

Ⅰ.①药… Ⅱ.①谭… ②颜… ③李… Ⅲ.①按摩疗法（中医） Ⅳ.①R244.1

中国国家版本馆CIP数据核字（2023）第248484号


YAOBANG XUNJING TUIAN LIAOFA

药棒循经推按疗法

谭凯文　颜　冰　李洪波　主编

| | | | |
|---|---|---|---|
| 责任编辑：朱　燕 | | 责任校对：夏晓雯 | |
| 装帧设计：梁　良 | | 责任印制：韦文印 | |

出　版　人：梁　志　　　　　　　　出版发行：广西科学技术出版社
社　　　址：广西南宁市东葛路66号　　邮政编码：530023
网　　　址：http://www.gxkjs.com

经　　　销：全国各地新华书店
印　　　刷：广西彩丰印务有限公司
开　　　本：890 mm×1240 mm　　1/32
字　　　数：62千字　　　　　　　印　　　张：3.25　插页4
版　　　次：2024年6月第1版　　　印　　　次：2024年6月第1次印刷
书　　　号：ISBN 978-7-5551-2041-4
定　　　价：28.00元

# 编 委 会

主　编：谭凯文　颜　冰　李洪波

副主编：陈　薇　陆筱颖　陈海峰

编　委：（按姓氏笔画排序）

苏锦勋　李配庆　柳芳妹

施清燕　凌笑琴　唐略钧

黄小玲　梁焕英　谢晓艳

蔡秋伶

# 前　言

众所周知，中医药学是中华民族的伟大创造，是中国古代科学的瑰宝，也是打开中华文明宝库的一把钥匙。中华民族有着五千年的文化传承，作为世界四大文明古国之一，只有中国的中华文明是没有断代发展的，而中医药为中华民族的生存、健康、繁衍做出了不可磨灭的贡献，对世界文明进步产生了积极影响。党和政府高度重视中医药工作，特别是党的十八大以来，以习近平同志为核心的党中央把中医药工作摆在更加突出的位置，中医药改革发展取得显著成绩。

2017年7月1日，首部全面、系统体现中医药特色的综合性法律《中华人民共和国中医药法》正式实施，为中医药行业依法治理制定了根本遵循，为促进中医药服务体系的完善和服务能力的提升、中医药事业传承创新发展水平的提高提供了法治保障。2019年，中共中央、国务院印发《关于促进中医药传承创新发展的意见》，给中医药行业带来了更加明确的政策利好，为新时代传承创新发展中医药事业指明了方向。2022年，国务院办公厅印发《"十四五"国民健康规划》，对"十四五"期间国民健康规划做了详细阐述，并指出，要"充分发挥中医药在健康服务中的作用""实施中医药振兴发展重大工程"，同时对推进中医治未病健康工程升级、发展中医药健康旅游、实施中医药文化传播行动等方面均有表述。可见，在国家诸多政策的大力支持下，中医药事业的发展与振兴进入了一个前所未有的"高光"时刻。

作为在中医药行业摸爬滚打了 30 余载的从业者，我们由衷地感到我国中医药事业的春天终于到来。为此，自 2020 年开始，笔者所领导的科室一直在筹划出版一本关于外治法的专著，为推动中医药事业全面持续创新健康发展尽绵薄之力。思来想去，我们最后将目光聚焦于科室一直开展的一个中医特色外治项目——药棒循经推按疗法。

药棒循经推按疗法，是本专科在国家中医药管理局"十一五"重点专科专病建设期间，根据长期的中医外治临床经验总结而创立的，也是南宁市中医医院自主研发、具有独立知识产权的一种中医特色疗法。至今，围绕该疗法开展的研究已取得硕果累累，在临床应用已十年有余，疗效令人满意。多年来，我们将该疗法广泛运用并推广至多家基层医院，均获得良好反馈，慕名前来求医的患者络绎不绝……

希望此书的出版能够让更多热爱中医事业的人士获益。另外，感谢南宁市中医医院领导以及科室骨干为此书的编撰工作所做出的努力与付出。在本书的编撰过程中，我们的经验仍欠缺，书中多多少少存在不足，望各位读者不吝赐教。

谭凯文

2023 年 5 月 2 日

# 目 录

## 第四章　药棒循经推按疗法治疗病症及具体操作

【附录】药棒循经推按疗法成果见证

# 第一章 药棒循经推按疗法概述

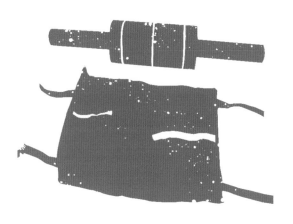

# 第一节　药棒循经推按疗法简介及历史沿革

药棒循经推按疗法，顾名思义，是使用特制药棒、依人体经络走向进行推按治疗的方法，可以说是中国医学宝库中别具一格的一种外治方法。

关于药棒循经推按疗法的史料，最早可追溯到战国至秦汉时期。在我国现存医学文献最早的一部经典著作《黄帝内经》中，就有关于"九针"的记载。何谓"九针"？"九针"是九种针具的总称，这九种针具分别为镵针、圆针、鍉针、锋针、铍针、圆利针、毫针、长针和大针。关于"九针"，《灵枢·官针》曰："九针之宜，各有所为；长短大小，各有所施也。不得其用，病弗能移。"其介绍了"九针"的形状，指出"九针"用途各异，须根据患者病情选用不同的针具，方可起到祛病的功效。

药棒循经推按疗法中的"药棒"就源于"九针"中的圆针。清代《医宗金鉴》中对"药棒"一词有进一步的表述，称之为"振梃"，并解释云"振即振击，梃即木棒"，意思是用木棒叩击患部以治疗疾病。《医宗金鉴》云："盖受伤之处，气血凝结，疼痛肿硬，用此梃微微振击其上下四旁，使气血流通，得以四散，则疼痛渐减，肿硬渐消也。"后来，民间将此方法又称为"神棍""摩棒""打棒子""敲膀子"等。

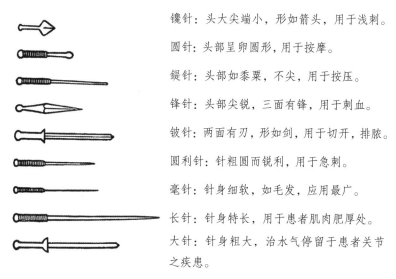

镵针：头大尖端小，形如箭头，用于浅刺。

圆针：头部呈卵圆形，用于按摩。

鍉针：头部如黍粟，不尖，用于按压。

锋针：头部尖锐，三面有锋，用于刺血。

铍针：两面有刃，形如剑，用于切开，排脓。

圆利针：针粗圆而锐利，用于急刺。

毫针：针身细软，如毛发，应用最广。

长针：针身特长，用于患者肌肉肥厚处。

大针：针身粗大，治水气停留于患者关节之疾患。

图1　元代《济生拔萃》绘"九针"

到了近代，作为皮肤针疗法之一的七星针疗法出现。七星针疗法因使用七星针对皮肤进行刺激而得名。皮肤针为丛针浅刺法，是以多支短针浅刺人体一定部位（穴位）的一种针刺方法，是由我国古代"半刺""浮刺""毛刺"等针法发展而来。《灵枢》中对此多有提及，如"半刺者，浅内而疾发针，无针伤肉，如拔毛状""浮刺者，傍入而浮之，以治肌急而寒者也""毛刺者，刺浮痹皮肤也"等。

药棒循经推按疗法是在古代"九针"之一的圆针和近代七星针的基础上，结合道地中药材所研制的一种新疗法。该疗法集按摩、点穴、针刺、中药烫疗于一体，取多法之长，具有行气止痛、化瘀通络的功效。

作为国家中医药管理局"十一五"重点专科（专病）协作组成员单位，2007年，南宁市中医医院脑病科参与了《中风病中医诊断疗效评定标准》的制订、梳理和验证工作。在此过程中，科室全体成员经过不断的摸索及临床实践，在中药烫疗、推拿按摩、经络治疗、点穴治疗等中医传统治疗方法的基础上，结合经络理论创立了药棒循经推按疗法。之后，我们将该疗法应用于临床治疗中风偏瘫，疗效显著，从而形成了南宁市中医医院治疗中风偏瘫的一种特色疗法。

2009年，在临床前期工作的基础上，笔者进行了"药棒循经推按法治疗中风偏瘫的临床研究"的课题设计，并于2009年5月在广西壮族自治区中医药管理局中医药科技专项立项。

经过近3年的研究，南宁市中医医院研制出了施行药棒循经推按疗法所需的药棒和配套使用的药袋。根据患者不同的疾病，使用特制的药袋、药棒，依人体经络的走向进行推按治疗。通过调节人体经络的气血运行，以及药物外治、温热烫熨、推拿按摩等多重作用，从而达到行气活血、祛风通络、缓急止痛的目的。该疗法对中风偏瘫治疗的效果尤其显著，能迅速促进中风偏瘫肢体的康复。

经过多年的发展，药棒循经推按疗法的治疗功效在腰腿痛、肩周炎、糖尿病周围神经病变、肩手综合征等疾病的运用领域已逐步得到进一步的证实。

# 第二节　药棒循经推按疗法与现代医学关系

药棒循经推按疗法主要运用于中风偏瘫麻木、颈椎病、坐骨神经痛、糖尿病周围神经病变、腰椎间盘突出、肩背酸痛、肢体偏瘫麻木等病症的治疗。

药棒循经推按法主要是通过将药棒作用于患侧肢体，以诱发患侧肌肉肌梭兴奋，从而产生传入冲动，使之进入脊髓，直接兴奋脊髓内支配同一肌肉的 α 运动神经元，使受刺激肌肉收缩。与此同时，传入冲动也可能会通过脊髓内感觉传入通路，最大限度地上传至人体大脑，不同水平、不同程度地激活受损脑细胞，使受损脑组织的功能得以恢复，或促进脑内功能重组，以实现对低位中枢的调控，从而加强中枢与周围神经的联系，最终使患者患侧肢体功能得到恢复。

首先，当肢体发生痉挛时，将药棒叩击于痉挛侧肌肉肌腹，通过牵伸运动刺激"肌肉－肌腱"接头处的腱器官，令其产生兴奋，同时，腱器官的传入冲动因为产生抑制该肌肉的 α 运动神经元作用，降低了肌张力，从而起到缓解肌肉痉挛的效果；其次，叩击也可使骨骼肌肌腹牵拉肌纤维，从而缩短肌纤维两端之间的距离，降低肌梭张力，减少肌梭的传入冲动对该肌肉 α 运动神经元的兴奋作用，令肌张力降低；最后，叩击时，若患者产生深部组织酸胀感，表明大脑皮层感觉区产生了兴奋作用，有利于抑制脑干网状结构异化作用，从而降低肌张力，缓解痉挛。

药棒循经推按疗法采用的药袋所含的药物分子主要通过人体皮肤累积于病损处，形成分子堆，降低或消除局部炎性物质，减轻炎症反应，改善微循环，消除神经根水肿，并调节患者自身的免疫功能。

## 第三节　药棒循经推按疗法作用机制及功效

《素问》曰："夫人之常数……阳明常多气多血……此天之常数也。"又曰："阳明者，五脏六府之海，主润宗筋，宗筋主束骨而利机关也。"可见，阳明为多气多血之经，为"五脏六府之海"，可"主润宗筋"，宗筋则可"主束骨而利机关"。阳明气血充盛，才能营养肌肉宗筋，使得宗筋濡润，而骨骼和关节的功能方可正常。

"诸暴强直，皆属于风""诸风掉眩，皆属于肝"语出《素问·至真要大论》，且《灵枢·终始》又提到"手屈而不伸者，其病在筋"，而《景岳全书》也指出"肝病则血病而筋失所养，筋病则掉眩强直之类，无所不至"……可见，肢体功能要维系正常，与"阳明""肝"之关系甚是密切。阳明为多气多血之经，肌肉、四肢之所以能维持正常活动，必须获得阳明经气的充养，故选择阳明的经络和腧穴加以作用，便能起到疏通经络、通利关节的效果。

中医学认为，中风偏瘫、颈椎病、坐骨神经痛、糖尿病周围神经病变、腰椎间盘突出等疾病主要的病机在于气血运行失调。气行则血行，气虚则血动不利，瘀血阻于脉络。血瘀则气行失畅，血瘀气滞，脉道不利。气血互壅，则难达四末，筋脉肌肉失养，故而出现偏瘫、疼痛、四肢麻木等症状，因此，治疗的手段主要以疏通为主。

诚如《医宗金鉴》所云："盖受伤之处，气血凝结，疼痛肿硬，用此梴微微振击其上下四旁，使气血流通，得以四散，则疼痛渐减，肿硬渐消也。"药棒循经推按疗法主要通过调节经络的气血运行，配合药物外治，借助温热烫熨、推拿按摩等多种方式，使药物有效物质能通过皮肤渗入病变部位的周围组织，迅速消除肢体疼痛、肿胀，产生缓解肌肉麻木的作用。

药棒循经推按疗法所采取的外治方中白芍外用，具有滋养肝肾之阴血、缓急止痛之功效。以防风、宽筋藤、络石藤、千年健、海风藤祛风通络止痉，其效相辅相成；钩藤平肝熄风，有着较好的止痉作用；红花、甘松活血通经止痛效佳，少佐樟脑、冰片可温经止痛。诸药合用，故具有温经通络、行气活血的疗效。

正因药棒循经推按疗法具有疏通经络、调和气血、调节脏腑功能的疗效，在南宁市中医医院运用较为广泛，主要运用于中风偏瘫麻木、颈椎病 、坐骨神经痛、糖尿病周围神经病变、腰椎间盘突出、肩背酸痛、肢体偏瘫麻木等病症的治疗，均取得了较好的疗效。

# 第二章 药棒循经推按疗法理论基础

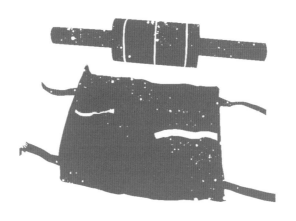

# 第一节　经络理论

## 一、经络组成

经络，即经脉和络脉的总称，是运行全身气血、联络脏腑肢节、沟通上下内外、感应传导信息、调节功能平衡的通路系统。经，有路径之意。经脉是经络系统的主干，多纵行于躯体深部，且有一定的循行路线。络，有联络、网络之意。络脉是经脉的分支，常循行于体表浅部，且循行无规律，纵横交错，遍布于全身。通过经脉和络脉相互沟通、联系，人体的五脏六腑、四肢百骸、五官九窍、皮肉筋脉等便联结成为一个统一的有机整体。

人体的经络系统主要由经脉系统和络脉系统两大部分组成。其具体构成如图2所示。

## 二、经络命名原则

十二经脉中的每一条经脉都是依据其循行分布于上肢或下肢、四肢内侧或外侧、所属脏腑的名称这三方面来命名的。

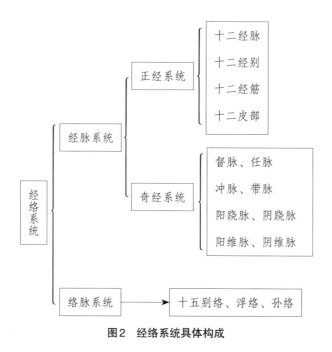

**图2　经络系统具体构成**

上肢为手，下肢为足：凡循行于上肢者称为手经，循行于下肢者称为足经。内侧为阴，外侧为阳：凡循行于四肢内侧面的叫阴经，循行于四肢外侧面的叫阳经；位于四肢内侧面前中后依次为太阴、厥阴、少阴，四肢外侧面前中后依次为阳明、少阳、太阳。脏为阴，腑为阳：属于脏的经脉为阴经，属于腑的经脉为阳经。

经络命名原则如图3所示。

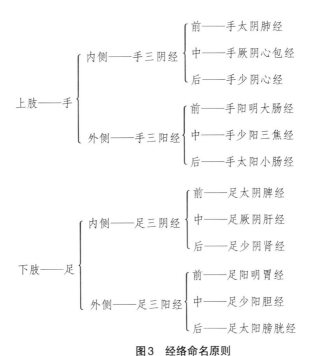

**图3 经络命名原则**

# 三、十二经脉的循行走向与交接规律

## 1. 循行走向

手三阴经循行始于胸部，经腘（上臂内侧肌肉）臂走向手指端。

手三阳经从手指端循手臂外侧而上行于头面部。

足三阳经从头面部下行，经躯干和下肢而止于足趾间。

足三阴经从足趾间上行而止于胸腹部。

十二经脉的循行走向如图4所示。

"手之三阴，从藏走手；手之三阳，从手走头；足之三阳，从头走足；足之三阴，从足走腹。"

## 2. 交接规律

十二经脉的循行走向与交接规律如下。

手三阴经：从胸腔 → 手指末端 → 交手三阳经；

手三阳经：从手指末端 → 头面部 → 交足三阳经；

足三阳经：从头面 → 足趾末端 → 交足三阴经；

足三阴经：从足趾末端 → 腹腔、胸腔 → 交手三阴经。

例如，手太阴肺经在食指指端与手阳明大肠经相交接；手少阴心经在小指指端与手太阳小肠经相交接；手厥阴心包经由掌中至无名指指端与手少阳三焦经相交接；足阳明胃经从跗（即足背部）上至大趾与足太阴脾经相交接；足太阳膀胱经从足小趾斜走足心与足少阴肾经相交接；足少阳胆经从跗上分出，至大趾与足厥阴肝经相交接。

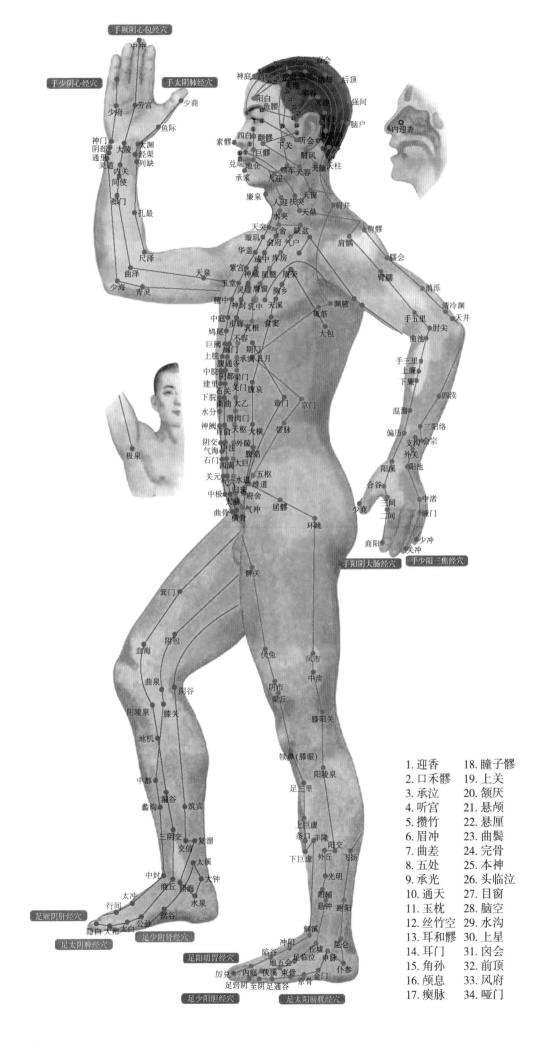

手厥阴心包经穴

手少阴心经穴          手太阴肺经穴

中冲
劳宫          少商
少府
鱼际
神门  太渊
阴郄  大陵  经渠
通里      列缺
灵道  内关
间使
郄门
孔最
尺泽
曲泽      天泉
少海  青灵

极泉

中府
神庭
阳白  鱼腰
四白  颧髎
素髎      下关
巨髎  听会
兑端  地仓          翳风
承浆  大迎      颊车  天容  天牖  天柱
廉泉  人迎  扶突      天窗
水突              天鼎
天突  气舍  缺盆          肩井
璇玑  俞府  气户      肩髃
华盖  或中  库房          肩髎
紫宫  神藏  屋翳  膺窗      臑会
玉堂  灵墟  膺窗              臂臑
膻中  神封  乳中  天溪      渊腋  消泺
中庭  步廊  乳根  食窦      辄筋  清冷渊
鸠尾      不容          大包  手五里  天井
巨阙  幽门  期门                肘尖
上脘  腹通谷  承满  日月          曲池
中脘  阴都  梁门                手三里
建里  商曲  关门  腹哀              上廉
石关  太乙  章门              下廉  四渎
下脘  肓俞  滑肉门  京门          温溜
水分      天枢                偏历  三阳络
神阙  阴交  中注  外陵  大横          支沟  会宗
气海  石门  四满  大巨  腹结          外关  阳池
关元  气穴  水道  维道          阳溪  中渚
中极  大赫  归来  府舍          合谷  液门
曲骨  横骨  气冲  居髎          少商  少冲
髀关                三间
箕门              二间  关冲
阴包              商阳
血海
伏兔  风市
曲泉  阴谷  阴市
阴陵泉  膝关  梁丘
地机          膝阳关
犊鼻(膝眼)
阳陵泉
足三里
中都  漏谷  筑宾
蠡沟          上巨虚
三阴交  复溜      条口  丰隆
交信          阳辅
太溪          下巨虚  外丘  飞扬
中封  大钟              光明
商丘  照海              阳辅
太冲  水泉              悬钟  跗阳
行间  然谷              解溪  昆仑
隐白  太都  太白  公孙      冲阳
厉兑  内庭  足临泣  申脉  仆参
足窍阴  至阴  足通谷      京骨  金门
地五会  侠溪  束骨

内迎香

足厥阴肝经穴

足少阴肾经穴

足太阴脾经穴          足阳明胃经穴

足少阳胆经穴      足太阳膀胱经穴

手阳明大肠经穴      手少阳三焦经穴

| 1. 迎香 | 18. 瞳子髎 |
| 2. 口禾髎 | 19. 上关 |
| 3. 承泣 | 20. 颔厌 |
| 4. 听宫 | 21. 悬颅 |
| 5. 攒竹 | 22. 悬厘 |
| 6. 眉冲 | 23. 曲鬓 |
| 7. 曲差 | 24. 完骨 |
| 8. 五处 | 25. 本神 |
| 9. 承光 | 26. 头临泣 |
| 10. 通天 | 27. 目窗 |
| 11. 玉枕 | 28. 脑空 |
| 12. 丝竹空 | 29. 水沟 |
| 13. 耳和髎 | 30. 上星 |
| 14. 耳门 | 31. 囟会 |
| 15. 角孙 | 32. 前顶 |
| 16. 颔息 | 33. 风府 |
| 17. 瘈脉 | 34. 哑门 |

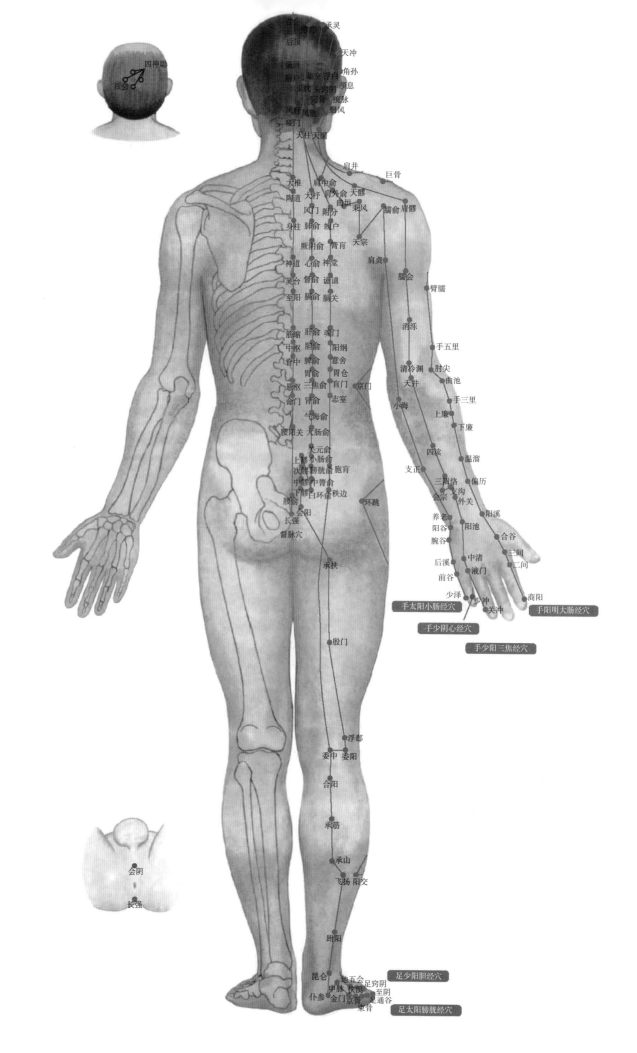

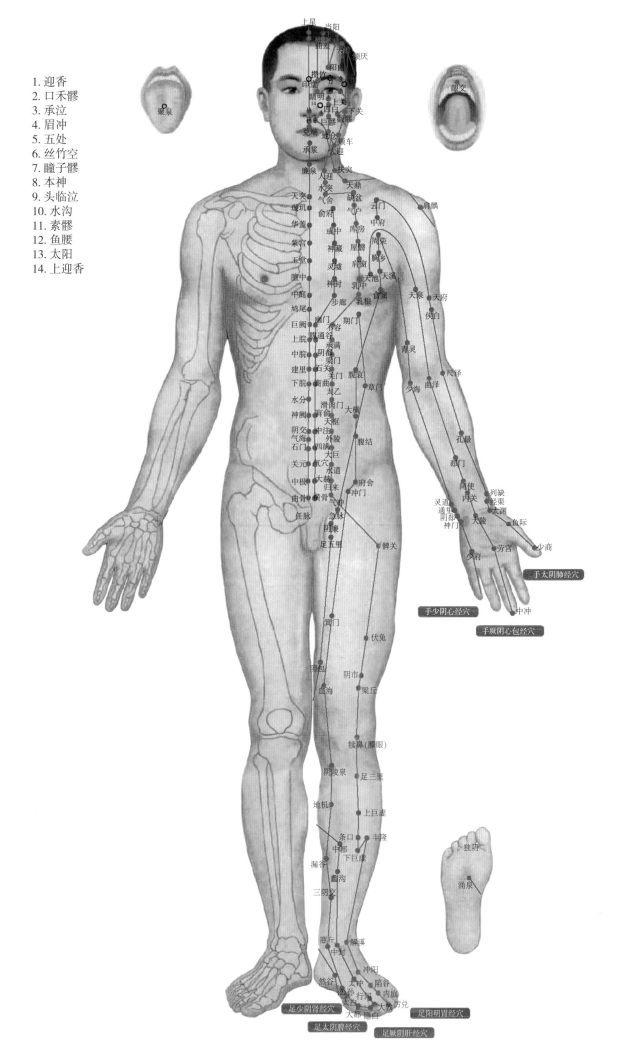

1. 迎香
2. 口禾髎
3. 承泣
4. 眉冲
5. 五处
6. 丝竹空
7. 瞳子髎
8. 本神
9. 头临泣
10. 水沟
11. 素髎
12. 鱼腰
13. 太阳
14. 上迎香

上星　当阳
曲差　头维
　　　颔厌
　　阳白　悬厘
攒竹　阳白
　　印堂
睛明　　上关
14　四白　下关
承浆　巨髎　颧髎
兑端　地仓　颊车
承浆　　大迎
廉泉　　扶突
人迎
水突　天鼎
天突　缺盆
气舍
璇玑　俞府　气户　云门
华盖　　　　　中府　肩髃
　　彧中　库房
紫宫　神藏　屋翳　周荣
玉堂　灵墟　肩窗　胸乡
膻中　神封　天池　天溪
中庭　乳中
鸠尾　步廊　乳根　天泉　天府
巨阙　　　期门　　　　侠白
上脘　幽门　不容
中脘　腹通谷　承满　青灵
建里　阴都　梁门
下脘　石关　关门　尺泽
水分　商曲　太乙　曲泽
神阙　滑肉门　少海
阴交　肓俞　大横　孔最
气海　中注　天枢　　郄门
石门　四满　外陵
关元　气穴　大巨　间使　列缺
中极　大赫　水道　灵道　内关　经渠
曲骨　横骨　归来　通里　大陵　太渊
　　任脉　冲门　阴郄　　鱼际
　　　气冲　神门
　　　急脉　　　劳宫　少商
阴廉　　　　　少府
足五里　　　　　中冲
　　　髀关
箕门
伏兔
阴包
阴市
血海　梁丘
犊鼻(膝眼)
阴陵泉　足三里
地机　上巨虚
条口　丰隆
中都　下巨虚
漏谷
蠡沟
三阴交
商丘　　解溪
中封
冲阳　独阴
然谷　太冲　陷谷　涌泉
公孙　行间　内庭
大都　太白　历兑
隐白　大敦

手太阴肺经穴
手少阴心经穴
手厥阴心包经穴
足少阴肾经穴
足太阴脾经穴
足厥阴肝经穴
足阳明胃经穴

聚泉　龈交

# 国家标准经穴部位挂图

（十二经脉循行走向）

# 第二节　十二经络循行

## 一、手太阴肺经

起于中焦，下络大肠，还循胃口（下口幽门，上口贲门），通过膈肌，属肺，从肺系（与肺相连的气管、支气管及喉咙等）横行至胸部外上方（中府穴：第一肋间隙，距正中线6寸），出腋下，沿上肢内侧前缘下行，过肘窝，入寸口，上鱼际，直出拇指桡侧端（少商穴：在大拇指桡侧，距指甲根角1分许的地方）。如图5所示。

分支：从手腕的后方（列缺穴）分出，沿掌背侧走向食指桡侧端（商阳穴），交于手阳明大肠经。

## 二、手阳明大肠经

起于食指桡侧端（商阳穴），经过手背行于上肢（外侧）前缘，上肩，至肩关节前缘，向后到第七颈椎棘突下（大椎穴），再向前下行入缺盆（锁骨上窝），进入胸腔络肺，向下通过膈肌下行至大肠，属大肠。如图6所示。

分支：从锁骨上窝上行，经颈部至面颊，入下齿中，回出挟口两旁，左右交叉于人中（水沟穴），至对侧鼻翼旁（迎香穴），交于足阳明胃经。

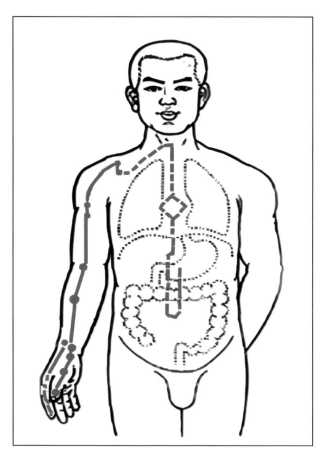

图5　手太阴肺经循行

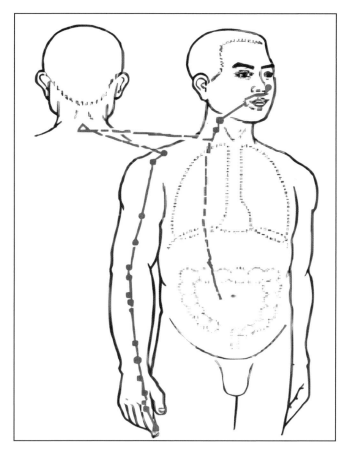

图6 手阳明大肠经循行

## 三、足阳明胃经

起于鼻翼旁（迎香穴），挟鼻上行，左右交会于鼻根部，旁行入目内眦，与足太阳膀胱经相交，向下沿鼻柱外侧，入上齿中，出而挟口两旁，环绕口唇，在颏唇沟承浆处左右相交，退回沿下颌骨后下缘到大迎穴处，沿下颌角上行过耳前，经过下关穴，沿发际到额前。如图7所示。

分支1：从颌下缘分出，下行到人迎穴，沿喉咙向下后行至大椎，折向前行入缺盆，深入胸腔，下行穿过膈肌，属胃，络脾。

直行者：从缺盆出体表，沿乳中线下行，挟脐两旁（旁开2寸），下行至腹股沟处的气冲穴。

分支2：从胃下口幽门处分出，沿腹腔内下行至气冲穴，与直行之脉会合，而后沿大腿之前侧下行，至膝膑，向下沿胫骨前缘下行至足背，入足第二趾外侧端。

分支3：从膝下3寸处（足三里）分出，下行入中趾外侧端。

分支4：从足背上冲阳穴分出，前行入足大趾内侧端（隐白穴），交于足太阴脾经。

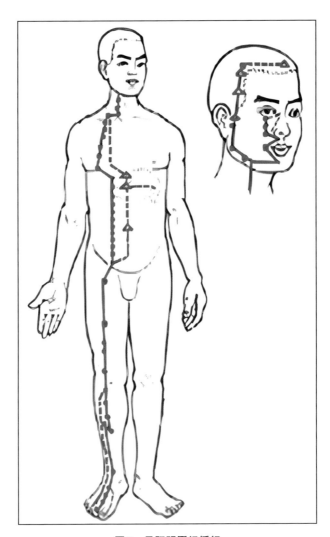

图7 足阳明胃经循行

## 四、足太阴脾经

起于足大趾内侧端（隐白穴），沿内侧赤白肉际，上行过内踝的前缘，沿小腿内侧正中线上行，至内踝尖上8寸处，交出足厥阴肝经之前，上行沿大腿内侧前缘，进入腹部。属脾，络胃。向上穿过膈肌，沿食道两旁，连舌本，散舌下。如图8所示。

分支：从胃别出，上行通过膈肌，注入心中，交于手少阴心经。

## 五、手少阴心经

起于心中，走出后属心系（心与其他脏器相连的脉络），向下贯穿膈肌，联络小肠。如图9所示。

分支：从心系分出，挟食道上行，连于目系（目与脑相连的脉络）。

直行者：从心系出来，退回上行经过肺，向下浅出腋下（极泉穴：腋窝顶点），沿上肢内侧后缘，过肘中，经掌后锐骨端，进入掌中，沿小指桡侧，出小指桡侧端（少冲穴），交于手太阳小肠经。

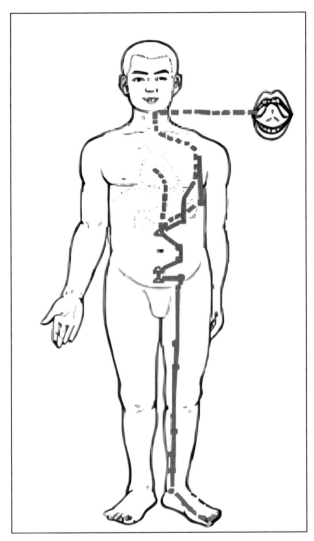

图8 足太阴脾经循行

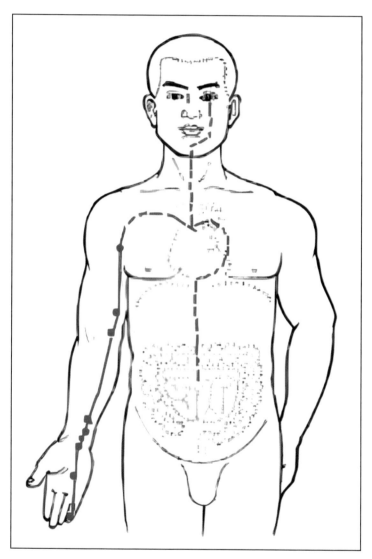

图9 手少阴心经循行

## 六、手太阳小肠经

起于小指外侧端（少泽穴），沿手背尺侧上腕部，循上肢外侧后缘，过肘部，到肩关节后面，绕行肩胛部，交肩上后入大椎穴，再前行入缺盆，深入体腔，络心，沿食道下行，穿过膈肌，到达胃部，下行，属小肠。如图10所示。

分支1：从缺盆出来，沿颈部上行到面颊，至目外眦后，退行进入耳中（听宫穴：耳屏前，张口即现）。

分支2：从面颊部分出，向上行于目眶下，至目内眦（睛明穴：旁1分），交于足太阳膀胱经。

## 七、足太阳膀胱经

起于目内眦（睛明穴），向上到达额部，左右交会于头顶部（百会穴）。如图11所示。

分支1：从头顶部分出，到耳上角处的头侧部。

直行者：从头顶部分出，向后行至枕骨处，进入颅腔，络脑，回出后下行到项部（天柱穴：项后发际正中旁开1.3寸），下行交会于大椎穴，再分左右沿肩胛内侧，脊柱两旁（脊柱正中旁开1.5寸）下行，到达腰部（肾俞穴：棘突旁开1.5寸），进入脊柱两旁的肌肉，深入体腔。络肾，属膀胱。

分支2：从腰部分出，沿脊柱两旁下行，穿过臀部，从大腿后侧外缘下行至腘窝中（委中穴）。

分支3：从项部（天柱穴）分出下行，经肩胛内侧，从附分穴（T2旁开3寸）挟脊下行至髀枢（髋关节，当环跳穴），经大腿后侧至腘窝中，与前一支脉会合，后下行穿过腓肠肌，出走于足外踝后，沿足背外侧缘至足小趾外侧端（至阴穴），交于足少阴肾经。

## 八、足少阴肾经

起于足小趾下，斜行于足心（涌泉穴），出行于舟状骨粗隆之下，沿内踝后缘，分出进入足跟部，向上沿小腿内侧后缘，至腘窝内侧，上股内侧后缘入脊内（长强穴），穿过脊柱至腰部，属肾，络膀胱。如图12所示。

直行者：从肾上行，穿过肝和膈肌，进入肺，沿喉咙，到舌根两旁。

分支：从肺中分出，络心，注入胸中，交于手厥阴心包经。

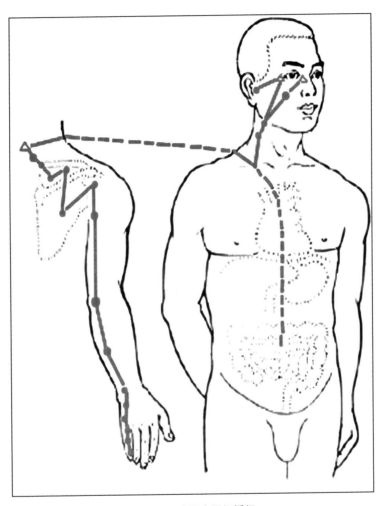

图10　手太阳小肠经循行

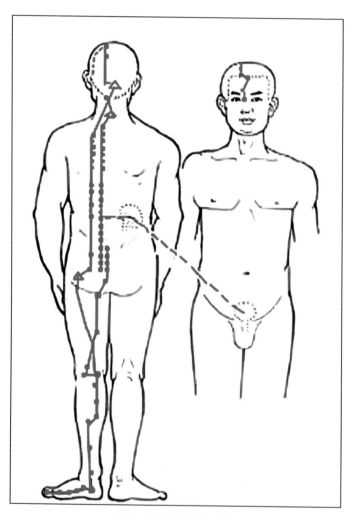

图11 足太阳膀胱经循行

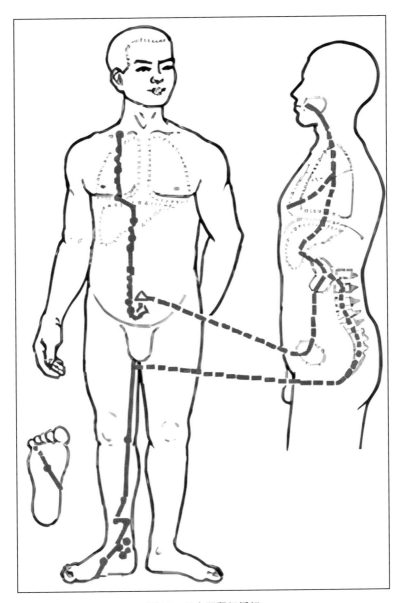

图12 足少阴肾经循行

## 九、手厥阴心包经

起于胸中，出属心包络，向下穿过膈肌，依次终于上、中、下三焦。如图13所示。

分支1：从胸中分出，沿胸浅出胁部，当腋下3寸处（天池穴）向上至腋窝下，沿上肢内侧中线入肘，过腕部，入掌中（劳宫穴：在第二和第三掌骨之间，握拳时正当中指下），沿中指桡侧，出中指桡侧端（中冲穴）。

分支2：从掌中分出，沿无名指出其尺侧端（关冲穴），交于手少阳三焦经。

## 十、手少阳三焦经

起于无名指尺侧端（关冲穴），向上沿无名指尺侧至手腕背面，上行前臂外侧尺、桡骨之间，过肘尖，沿上侧向上至肩部，向前行入缺盆，布于膻中，散络心包，穿过膈肌，依次属上、中、下三焦。如图14所示。

分支1：从膻中分出，上行出缺盆，至肩部，左右交会于大椎，分开上行到项部，沿耳后（翳风穴：乳突前凹陷，平耳垂后下缘），直上出耳上角，后屈曲向下经面颊部到目眶下。

分支2：从耳后分出，进入耳中，出走耳前，经上关穴（耳前，颧弓上缘，下关正上方），在面颊部与前一支相交，至目外眦（瞳子髎穴：旁开5分），交于足少阳胆经。

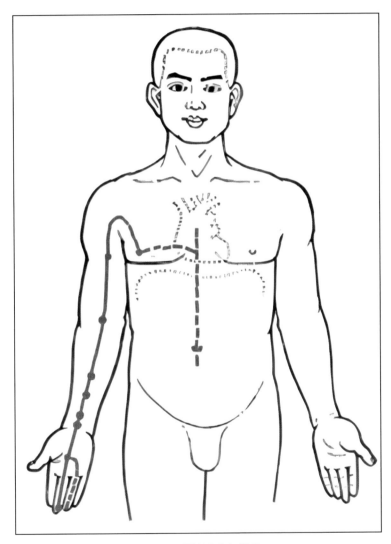

图13 手厥阴心包经循行

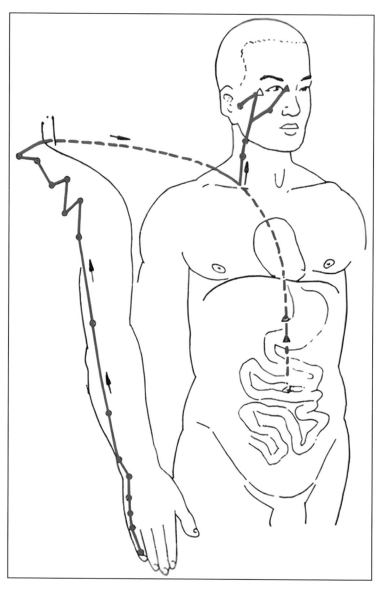

图14 手少阳三焦经循行

## 十一、足少阳胆经

起于目外眦，上至额角（颔厌穴），向后行到耳后（完骨穴：乳突后下方凹陷中），再折向上行，经额部至眉上（阳白穴），向后折至风池穴（位于枕骨下，斜方肌外侧凹陷中，发际上1寸），沿颈下行至肩上，左右交会于大椎穴，分开前行入缺盆。如图15所示。

分支1：从耳后完骨穴分出，经翳风穴进入耳中，出走于耳前，过听宫穴至目外眦后方。

分支2：从目外眦分出，下行至下颌部的大迎穴处，同手少阳三焦经分布于面颊部的支脉相合，复行至目眶下，再向下经过下颌角部，下行至颈部，经颈前人迎穴旁，与前脉会合于缺盆。然后下行进入胸腔，穿过膈肌，络肝，属胆，沿胁里浅出气街，绕毛际，横向至髋关节（环跳穴）处。

直行者：从缺盆下行至腋，沿胸侧，过季胁（第八、第九、第十肋），下行至髋关节处与前脉会合，再向下沿大腿外侧，膝关节外缘，行于腓骨前面，直下至腓骨下端（绝骨穴，即悬钟穴：外踝尖上3寸，腓骨前缘），浅出外踝之前，沿足背行出于足第四趾外侧间（足窍阴穴）。

分支3：从足背（足临泣穴：在足第四趾、小趾的趾缝上，当第四、第五跖趾关节后五分处）分出，前行出足大趾外侧端，折回穿过爪甲，分布于足大趾爪甲后丛毛处，交于足厥阴肝经。

## 十二、足厥阴肝经

起于足大趾爪甲后丛毛处，向上沿足背至内踝前1寸处（中封穴：与内踝尖平齐的内踝前缘处，与胫骨前肌腱的中间），向上沿胫骨内缘，在内踝尖上8寸处出足太阴脾经之后，上行过膝内侧，沿大腿内侧中线进入阴毛，绕阴器，至小腹（少腹），挟胃两旁，属肝，络胆，向上穿过膈肌，分布于胁肋部，沿喉咙的后边，向上进入鼻咽部，上行连接目系，出于额部，上行与督脉会于头顶部。如图16所示。

分支1：从目系分出，下行于颊里，环绕在口唇的里边。

分支2：从肝分出，穿过膈肌，向上注入肺，交于手太阴肺经。

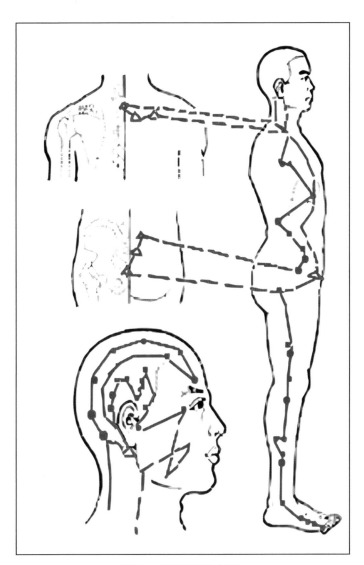

图15　足少阳胆经循行

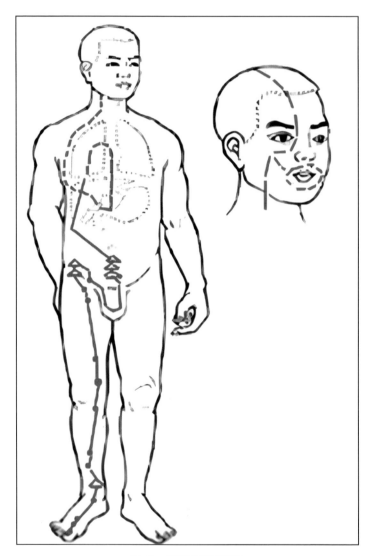

图16  足厥阴肝经循行

## 第三节 十二经络重点腧穴

### 一、手太阴肺经重点腧穴

手太阴肺经重点腧穴包括少商、鱼际、太渊、经渠、尺泽等穴。如图17所示。

1. 少商

【定位】在手拇指末节桡侧，距指甲角1分。

【主治】咽喉肿痛，咳嗽，鼻衄，发热，昏迷，癫狂。

2. 鱼际

【定位】在手拇指本节（第1掌指关节）后凹陷处，约当第1掌骨中点桡侧，赤白肉际处。

【主治】咳嗽，咯血，咽喉肿痛，失音，发热。

3. 太渊

【定位】在腕掌侧横纹桡侧，桡动脉搏动处。

【主治】咳嗽，气喘，咯血，胸痛，咽喉肿痛，腕臂痛，无脉症。

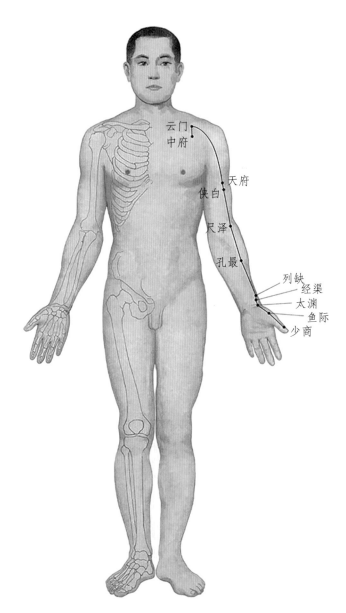

云门
中府
天府
侠白
尺泽
孔最
列缺
经渠
太渊
鱼际
少商

图17　手太阴肺经重点腧穴

4. 经渠

【定位】在前臂掌面桡侧，桡骨茎突与桡动脉之间凹陷处，腕横纹上1寸处。

【主治】咳嗽，气喘，胸痛，咽喉肿痛，手腕痛。

5. 尺泽

【定位】在肘横纹中，肱二头肌腱桡侧凹陷处。

【主治】咳嗽，气喘，咯血，潮热，胸部胀满，咽喉肿痛，小儿惊风，吐泻，肘臂挛痛。

## 二、手阳明大肠经重点腧穴

手阳明大肠经重点腧穴包括商阳、二间、三间、合谷、阳溪等穴。如图18所示。

1. 商阳

【定位】在手食指末节桡侧，距指甲角1分。

【主治】耳聋，齿痛，咽喉肿痛，颔肿，青盲，手指麻木，热病。

2. 二间

【定位】微握拳，在手食指本节（第二掌指关节）前桡侧凹陷处。

【主治】目眩，鼻衄，齿痛，口㖞，咽喉肿痛，热病。

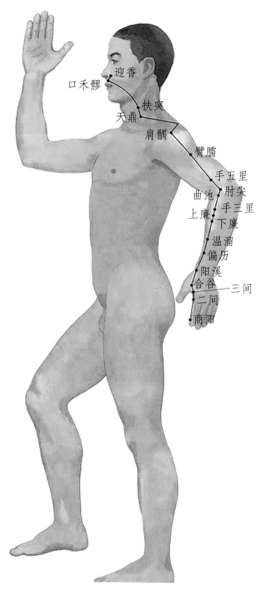

图18　手阳明大肠经重点腧穴

### 3. 三间

【定位】微握拳，在手食指本节（第二掌指关节）后，桡侧凹陷处。

【主治】咽喉肿痛，牙痛，腹胀，眼痛，肠泻，洞泄。

### 4. 合谷

【定位】在手背，第一、第二掌骨间，当第二掌骨桡侧的中点处。

【主治】头痛，目赤肿痛，鼻衄，齿痛，牙关紧闭，口眼㖞斜，耳聋，痄腮，咽喉肿痛，热病无汗，多汗，腹痛，便秘，经闭，滞产。

### 5. 阳溪

【定位】在腕背横纹桡侧，当手拇指向上翘时，拇短伸肌腱与拇长伸肌腱之间的凹陷处。

【主治】头痛，目赤肿痛，耳聋，耳鸣，齿痛，咽喉肿痛，手腕痛。

## 三、足阳明胃经重点腧穴

足阳明胃经重点腧穴包括厉兑、内庭、陷谷、冲阳、解溪、足三里等穴。如图19所示。

### 1. 厉兑

【定位】在足第二趾末节外侧，距趾甲角1分。

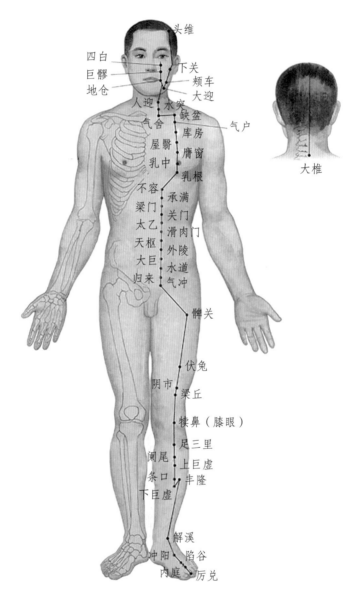

图19　足阳明胃经重点腧穴

【主治】鼻衄, 齿痛, 咽喉肿痛, 腹胀, 热病, 多梦, 癫狂。

2. 内庭

【定位】在足背, 当第二、第三趾之间, 趾蹼缘后方赤白肉际处。

【主治】齿痛, 咽喉肿痛, 口喝, 鼻衄, 胃病吐酸, 腹胀, 泄泻, 痢疾, 便秘, 热病, 足背肿痛。

3. 陷谷

【定位】位于足背, 在第二、第三跖趾关节后凹陷处。

【主治】面目浮肿, 水肿, 肠鸣腹痛, 足背肿痛。

4. 冲阳

【定位】位于足背最高处, 当拇长伸肌腱与趾长伸肌腱之间, 足背动脉搏动处。

【主治】口眼㖞斜, 面肿, 齿痛, 癫痫, 胃病, 足痿无力。

5. 解溪

【定位】在足背与小腿交界处的横纹中央凹陷处, 当拇长伸肌腱与趾长伸肌腱之间。

【主治】牙疼、烦心、目赤、神经性头痛、眩晕、腹胀、便秘、脚踝疼痛、脚腕痛、下肢痿痹、肾炎、肠炎、胃肠炎等。

6. 足三里

【定位】在小腿前外侧, 当犊鼻下3寸, 距胫骨里前缘一横指（中指）。

【主治】胃痛，呕吐，噎膈，腹胀，泄泻，痢疾，便秘，乳痈，肠痈，下肢痹痛，水肿，癫狂，脚气，虚劳羸瘦。

## 四、足太阴脾经重点腧穴

足太阴脾经重点腧穴位包括隐白、大都、太白、商丘、阴陵泉等穴。如图20所示。

### 1. 隐白

【定位】在足大趾末节内侧，距趾甲角1分处。

【主治】腹胀，便血，尿血，月经过多，崩漏，癫狂，多梦，惊风。

### 2. 大都

【定位】在足内侧缘，当足大趾本节（第一跖趾关节）前下方赤白肉际凹陷处。

【主治】腹胀，胃痛，呕吐，泄泻，便秘，热病。

### 3. 太白

【定位】在足内侧缘，当足大趾本节（第一跖骨关节）后下方赤白肉际凹陷处。

【主治】胃痛，腹胀，肠鸣，泄泻，便秘，痔漏，脚气，体重节痛。

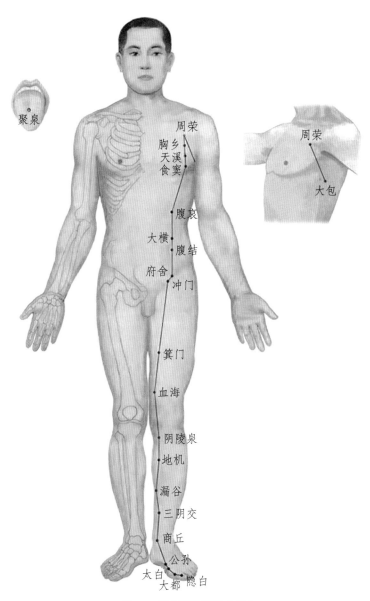

**图20　足太阴脾经重点腧穴**

## 4. 商丘

【定位】在足内踝前下方凹陷处，当舟骨结节与内踝尖连线的中点处。

【主治】腹胀，泄泻，便秘，黄疸，足踝痛。

## 5. 阴陵泉

【定位】在小腿内侧，胫骨内侧踝后下方凹陷处。

【主治】腹胀，泄泻，水肿，黄疸，小便不利或失禁，膝痛。

## 五、手少阴心经重点腧穴

手少阴心经重点腧穴包括少冲、少府、神门、灵道、少海等穴。如图21所示。

### 1. 少冲

【定位】在手掌面，第四、第五掌骨之间，握拳时当小指尖处。

【主治】心悸，心痛，胸胁痛，癫狂，热病，昏迷。

### 2. 少府

【定位】在手掌面，第四、第五掌骨之间，握拳时当小指尖处。

【主治】心悸，胸痛，小便不利，遗尿，阴痒痛，小指挛痛。

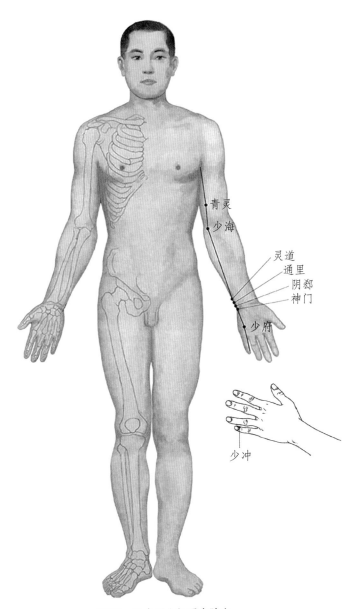

图21　手少阴心经重点腧穴

### 3. 神门

【定位】在腕部，腕掌侧横纹尺侧端，尺侧腕屈肌腱的桡侧凹陷处。

【主治】心痛，心烦，惊悸，怔忡，健忘，失眠，癫狂痫，胸胁痛。

### 4. 灵道

【定位】在前臂掌侧，尺侧腕屈肌腱的桡侧缘，当腕横纹上1寸处。

【主治】心痛，暴喑，肘臂挛痛。

### 5. 少海

【定位】屈肘，肘横纹内侧端与肱骨内上髁连线的中点处。

【主治】心痛，肘臂挛痛，瘰疬，头颈痛，腋胁痛。

## 六、手太阳小肠经重点腧穴

手太阳小肠经重点腧穴包括少泽、前谷、后溪、腕骨、阳谷、小海等穴。如图22所示。

### 1. 少泽

【定位】在小指末节尺侧，距指甲角1分处。

【主治】头痛，目翳，咽喉肿痛，乳痈，乳汁少，昏迷，热病。

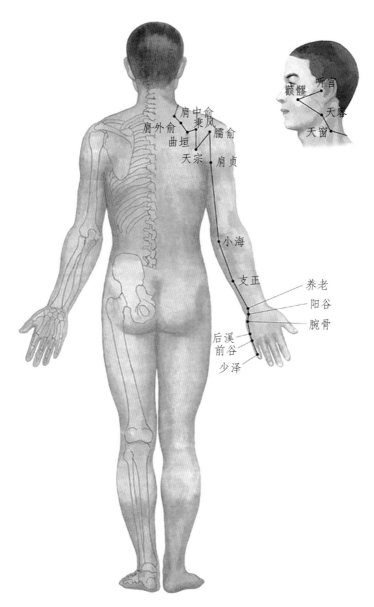

图22 手太阳小肠经重点腧穴

## 2. 前谷

【定位】在手掌尺侧，微握拳，当小指本节（第五指掌关节）前的掌指横纹头处，赤白肉际。

【主治】头痛，目痛，耳鸣，咽喉肿痛，乳少，热病。

## 3. 后溪

【定位】在手掌尺侧，微握拳，小指本节（第五指掌关节）后的远侧掌横纹头处，赤白肉际。

【主治】头项强痛，目赤，耳聋，咽喉肿痛，腰背痛，癫狂痫，疟疾，手指及肘臂挛痛。

## 4. 腕骨

【定位】在手掌尺侧，当第五掌骨基底与钩骨之间的凹陷处，赤白肉际。

【主治】头项强痛，耳鸣，目翳，黄疸，热病，疟疾，指挛腕痛。

## 5. 阳谷

【定位】在手腕尺侧，当尺骨茎突与三角骨之间的凹陷处。

【主治】头痛，目眩，耳鸣，耳聋，热病，癫狂痫，腕痛。

## 6. 小海

【定位】在肘内侧，当尺骨鹰嘴与肱骨内上髁之间的凹陷处。

【主治】肘臂疼痛，癫痫。

# 七、足太阳膀胱经重点腧穴

足太阳膀胱经重点腧穴包括至阴、足通谷、束骨、京骨、昆仑、委中等穴。如图23所示。

## 1. 至阴

【定位】足小趾末节外侧，距趾甲角0.1寸。

【主治】头痛，目痛，鼻塞，鼻衄，胎位不正，难产。

## 2. 足通谷

【定位】在足外侧，足小趾本节（第五跖趾关节）的前方，赤白肉际处。

【主治】头痛，项强，目眩，鼻衄，癫狂。

## 3. 束骨

【定位】在足外侧，足小趾本节（第五跖趾关节）的后方，赤白肉际处。

【主治】头痛，项强，目眩，癫狂，腰腿痛。

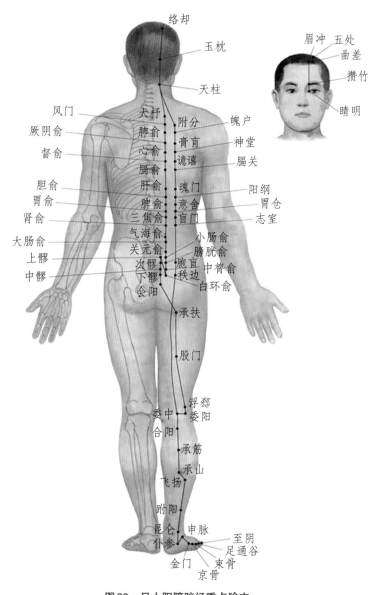

**图23 足太阳膀胱经重点腧穴**

### 4. 京骨

【定位】在足外侧部，第五跖骨粗隆下方，赤白肉际处。

【主治】头痛，项强，目翳，癫痫，腰痛。

### 5. 昆仑

【定位】在足部外踝后方，当外踝尖与跟腱之间的凹陷处。

【主治】头痛，项强，目眩，癫痫，难产，腰骶疼痛，脚跟肿痛。

### 6. 委中

【定位】在腘横纹中点，当股二头肌腱与半腱肌肌腱的中间。

【主治】腰痛，下肢痿痹，腹痛，吐泻，小便不利，遗尿，丹毒。

## 八、足少阴肾经重点腧穴

足少阴肾经重点腧穴包括涌泉、然谷、太溪、复溜、阴谷等穴。如图24所示。

### 1. 涌泉

【定位】在足底部，卷足时足前部凹陷处，约当第二、第三趾趾缝纹头端与足跟连线的前1/3与后2/3交点上。

【主治】头顶痛，头晕，眼花，咽喉痛，舌干，失音，小便不利，大便难，小儿惊风，足心热，癫疾，霍乱转筋，昏厥。

53

## 2. 然谷

【定位】在足内侧缘，足舟骨粗隆下方，赤白肉际，当公孙后1寸。

【主治】月经不调，阴挺，阴痒，白浊，遗精，阳痿，小便不利，泄泻，胸胁胀痛，咯血，小儿脐风，口噤不开，消渴，黄疸，下肢痿痹，足跗痛。

## 3. 太溪

【定位】在足内侧，内踝后方，当内踝尖与跟腱之间的凹陷处。

【主治】头痛目眩，咽喉肿痛，齿痛，耳聋，耳鸣，咳嗽，气喘，胸痛，咯血，消渴，月经不调，失眠，健忘，遗精，阳痿，小便频数，腰脊痛，下肢厥冷。

## 4. 复溜

【定位】在小腿内侧，太溪直上2寸，跟腱的前方。

【主治】泄泻，肠鸣，水肿，腹胀，腿肿，足痿，盗汗，身热无汗，腰痛。

## 5. 阴谷

【定位】在腘窝内侧，屈膝时，当半腱肌肌腱与半膜肌肌腱之间。

【主治】阳痿，疝痛，月经不调，崩漏，小便难，阴中痛，癫狂，膝股内侧痛。

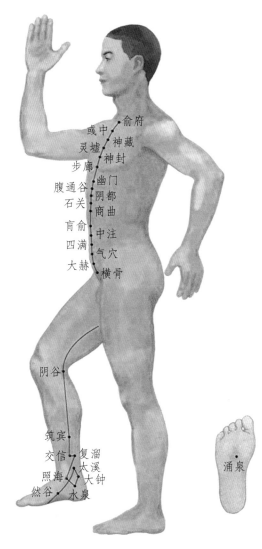

**图24　足少阴肾经重点腧穴**

## 九、手厥阴心包经重点腧穴

手厥阴心包经重点腧穴包括中冲、劳宫、大陵、间使等穴。如图25所示。

### 1. 中冲

【定位】在手中指末节尖端中央，距指甲游离缘约1分许。

【主治】中风昏迷，舌强不语，中暑，昏厥，小儿惊风，热病，舌下肿痛。

### 2. 劳宫

【定位】在手掌心，第二、第三掌骨之间，偏于第三掌骨，握拳屈指时中指尖处。

【主治】昏迷，昏厥，中暑，呕吐，心痛，癫狂，痫证，口舌生疮，口臭，鹅掌风等。

### 3. 大陵

【定位】在腕掌横纹的中点处，当掌长肌腱与桡侧腕屈肌腱之间。

【主治】心痛，心悸，胃痛，呕吐，惊悸，癫狂，痫证，胸胁痛，腕关节疼痛，喜笑悲恐。

4. 间使

【定位】在前臂掌侧，当曲泽与大陵的连线上，腕横纹上3寸，掌长肌腱与桡侧腕屈肌腱之间。

【主治】心痛，心悸，胃痛，呕吐，热病，烦躁，疟疾，癫狂，痫证，腋下肿痛，肘挛，臂痛。

5. 曲泽

【定位】在肘横纹中，当肱二头肌腱的尺侧缘处。

【主治】心痛，善惊，心悸，胃疼，呕吐，转筋，热病，烦躁，肘臂痛，上肢颤动，咳嗽。

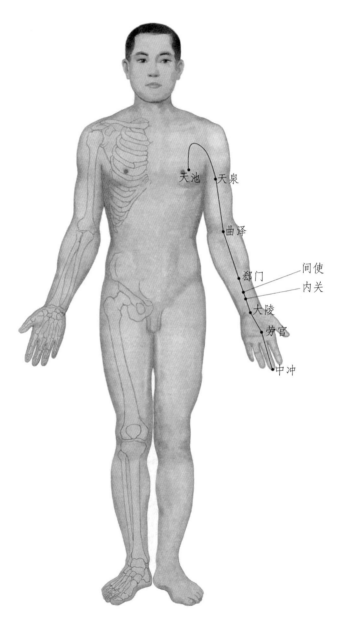

天池　天泉

曲泽

郄门　间使
内关
大陵
劳宫

中冲

**图25　手厥阴心包经重点腧穴**

## 十、手少阳三焦经重点腧穴

手少阳三焦经重点腧穴包括关冲、液门、中渚、阳池、外关、支沟、天井等穴。如图26所示。

### 1. 关冲

【定位】在手环指末节尺侧，距指甲角1分处。

【主治】头痛，目赤，耳聋，耳鸣，喉痹，舌强，热病，心烦。

### 2. 液门

【定位】在手背部，当第四、第五指间，指蹼缘后方赤白肉际处。

【主治】头痛，目赤，耳痛，耳鸣，耳聋，喉痹，疟疾，手臂痛。

### 3. 中渚

【定位】在手背部，当环指本节（掌指关节）的后方，第四、第五掌骨间凹陷处。

【主治】头痛，目眩，目赤，目痛，耳聋，耳鸣，喉痹，肩背肘臂酸痛，手指不能屈伸，脊膂痛，热病。

4. 阳池

【定位】在腕背横纹中，当指总伸肌腱的尺侧缘凹陷处。

【主治】腕痛，肩臂痛，耳聋，疟疾，消渴，口干，喉痹。

5. 支沟

【定位】在前臂背侧，当阳池与肘尖的连线上，腕背横纹上3寸，尺骨与桡骨之间。

【主治】暴喑，耳聋，耳鸣，肩背酸痛，胁肋痛，呕吐，便秘，热病。

6. 天井

【定位】在臂外侧，屈肘时，当肘尖直上1寸凹陷处。

【主治】偏头痛，胁肋，颈项，肩臂痛，耳聋，瘰疬，瘿气，癫痫。

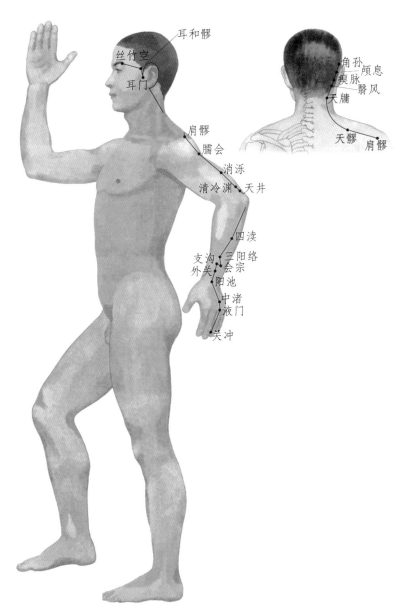

**图26　手少阳三焦经重点腧穴**

## 十一、足少阳胆经重点腧穴

足少阳胆经重点腧穴包括足窍阴、侠溪、足临泣、丘墟、阳辅、阳陵泉等穴。如图27所示。

### 1. 足窍阴

【定位】足部第四趾末节外侧，距趾甲角1分。

【主治】偏头痛，目眩，目赤肿痛，耳聋，耳鸣，喉痹，胸胁痛，足跗肿痛，多梦，热病。

### 2. 侠溪

【定位】在足背外侧，当第四、第五趾间，趾蹼缘后方赤白肉际处。

【主治】头痛，眩晕，惊悸，耳鸣，耳聋，目外眦痛，颊肿，胸胁痛，腰股痛，足跗肿痛，疟疾。

### 3. 足临泣

【定位】在足背外侧，当足四趾本节（第四趾关节）的后方，小趾伸肌腱的外侧凹陷处。

【主治】头痛，目外眦痛，目眩，乳痈，瘰疬，胁肋痛，疟疾，中风偏瘫，痹痛不仁，足跗肿痛。

### 4. 丘墟

【定位】在足外踝的前下方，趾长伸肌腱的外侧凹陷处。

【主治】颈项痛，腋下肿，胸胁痛，下肢痿痹，外踝肿痛，疟疾，疝气，目赤肿痛，目生翳膜，中风偏瘫。

### 5. 阳辅

【定位】在小腿外侧，当外踝尖上4寸，腓骨前缘稍前方处。

【主治】偏头痛，目外眦痛，缺盆中痛，腋下痛，瘰疬，胸、胁、下肢外侧痛，疟疾，半身不遂。

### 6. 阳陵泉

【定位】在小腿外侧，当腓骨小头前下方凹陷处。

【主治】半身不遂，下肢痿痹、麻木，膝膑肿痛，脚气，胁肋痛，口苦，呕吐，黄疸，小儿惊风。

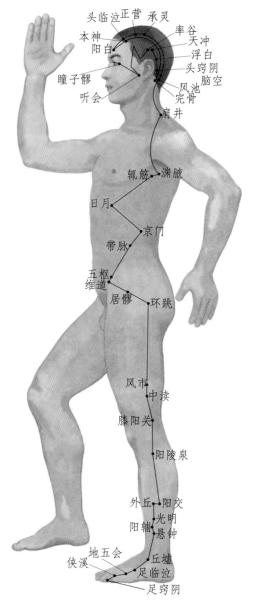

**图27 足少阳胆经重点腧穴**

## 十二、足厥阴肝经重点腧穴

足厥阴肝经重点腧穴包括大敦、行间、太冲、中封、曲泉等穴。如图28所示。

### 1. 大敦

【定位】在足大指末节外侧，距趾甲角1分处。

【主治】偏头痛，目眩，目赤肿痛，耳聋，耳鸣，喉痹，胸胁痛，足跗肿痛，多梦，热病。

### 2. 行间

【定位】在足背侧，当第一、第二趾间，趾蹼缘的后方赤白肉际处。

【主治】月经过多，闭经，痛经，白带，阴中痛，遗尿，淋疾，疝气，胸胁满痛，呃逆，咳嗽，洞泻，头痛，眩晕，目赤痛，青盲，中风，癫痫，瘛疭，失眠，口㖞，膝肿，下肢内侧痛。

### 3. 太冲

【定位】在足背侧，当第1跖骨间隙的后方凹陷处。

【主治】头痛，眩晕，疝气，月经不调，癃闭，遗尿，小儿惊风，癫狂，痫证，胁痛，腹胀，黄疸，呕逆，咽痛嗌干，目赤肿痛，膝股内侧痛，足跗肿。

4. 中封

【定位】在足背侧，当足内踝前，商丘与解溪连线之间，胫骨前肌腱的内侧凹陷处。

【主治】疝气，阴茎痛，遗精，小便不利，黄疸，胸腹胀满，腰痛，足冷，内踝肿痛。

5. 曲泉

【定位】在膝内侧，屈膝，当膝关节内侧端，股骨内侧髁的后缘，半腱肌、半膜肌止端的前缘凹陷处。

【主治】月经不调，痛经，白带，阴挺，阴痒，产后腹痛，遗精，阳痿，疝气，小便不利，头痛，目眩，癫狂，膝膑肿痛，下肢痿痹。

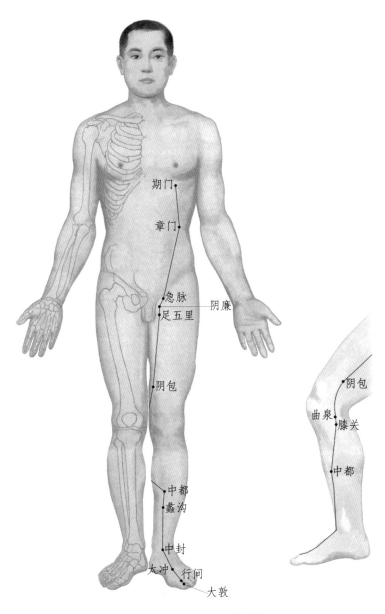

图28　足厥阴肝经重点腧穴

# 第二章 药棒循经推按疗法操作常规

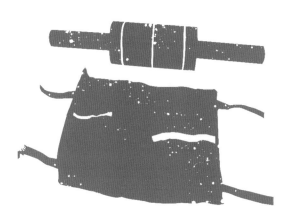

# 第一节　主要工具

## 一、药棒和药袋

药棒循经推按疗法所用到的药棒一般用塑胶制作而成，其组成部分分别为轴承、滚筒和滑轮。其中，轴承约长40 cm，直径2.2 cm；滚筒长15 cm，外圆直径6.5 cm，内圆直径4.3 cm。滚筒内壁装有一滑轮。如图29所示。

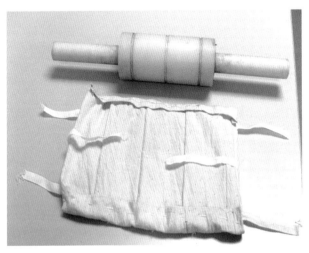

**图29　药棒和药袋**

　　药棒循经推按疗法所使用到的药袋由白色棉布制成，长20 cm，宽15 cm。如图30所示。

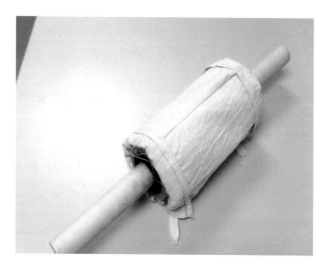

图30　药袋

## 二、专用电热蒸汽多功能消毒柜

　　专用电热蒸汽多功能消毒柜主要用于药包加热、保温以及消毒，常规尺寸为860 mm×470 mm×825 mm（长×宽×高），额定功率1.3 kW，额定电压220 V，温度可调节在30~110℃之间。专用电热蒸汽多功能消毒柜为不锈钢机身，多孔透气网架，可使药包均匀受热，具有持久恒温、自动加热、杀菌、保湿等功能。如图31所示。

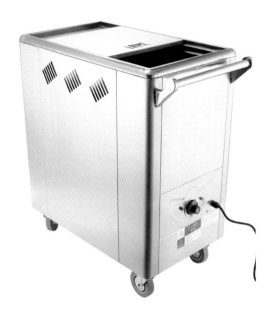

图31　专用电热蒸汽多功能消毒柜

# 第二节 常用药方及药物组成

## 一、外治一号方

### 1.组成

细辛10 g、桂枝20 g、千年健15 g、艾叶10 g、五加皮10 g、地龙20 g、甘松15 g、海风藤10 g、红花10 g、冰片5 g。

### 2.做法

将药物粉碎，过10目筛，制成药袋备用。

### 3.功效

活血，化瘀，止痛。

## 二、外治二号方

### 1.组成

白芍15 g、防风15 g、宽筋藤20 g、海风藤10 g、钩藤20 g、千年健15 g、甘松15 g、络石藤15 g、红花10 g、冰片5 g。

## 2. 做法

将药物粉碎，过10目筛，制成药袋备用。

## 3. 功效

祛风通络，活血化瘀。

# 第三节 操作规程

## 一、操作前准备

准备好手消毒液、药棒、药袋（含药物）、微波炉、大锅、专用电热蒸汽多功能消毒柜、手套。

将药袋（含药物）浸泡湿润后放入专用电热蒸汽多功能消毒柜中，加水 3 L 加热至 100℃蒸汽蒸煮 15 min 后停止加热，设定恒定保温 40℃，待药袋温度降至 40℃后将药袋固定到药棒上备用，即可进行循经推按治疗。

告知患者即将要进行的治疗方法、治疗目的及注意事项，以避免患者发生被烫伤等情况。

## 二、体位

可根据患者疾病的类型，让患者取适宜体位，以患者舒适的体位为准。可采取仰卧位、俯卧位等。

协助患者松开衣物，暴露其具体治疗部位，并叮嘱患者注意保暖。

在对患者的腰部、腹部进行操作时，告知患者须事先排尿。

## 三、操作要领

药棒循经推按疗法的手法应缓慢、柔和，频率控制在 40~60次/min最佳。

力度要适中，操作完后以患者的皮肤微红为宜。

## 四、操作时间及疗程

药棒循经推按疗法宜在室温下（26℃）进行，每次30~45 min，每日治疗1次，30日为一疗程（根据患者疾病情况决定疗程天数）。

## 五、注意事项

（1）对胸部靠近心脏处及头面部不能进行推按；对腰、腹部及细小关节部位，如指、腕、踝、趾、锁骨等关节和颈项部位力度宜轻柔；对四肢肌肉较丰厚处，宜先轻后重；对四肢关节可重点推按。

（2）对年迈、体弱、病重、空腹、疲劳、酒后、过度的紧张患者，要防止晕棒现象的发生，若发生晕棒现象，必须立即停止。

（3）注意要掌握好药包的温度，防止烫伤患者的皮肤。

（4）注意观察患者接受治疗后皮肤对药物产生的反应，如局部皮肤出现皮疹瘙痒，多为药物过敏反应，应立即停止治疗。

（5）治疗后，局部皮肤出现微红灼热，属于正常现象。如出现皮肤小水疱，无须处理，可自行吸收。如水疱较大时，可用无菌注射器抽去疱内液体，覆盖消毒纱布，保持干燥，防止被感染。

# 第四章
## 药棒循经推按疗法治疗病症及具体操作

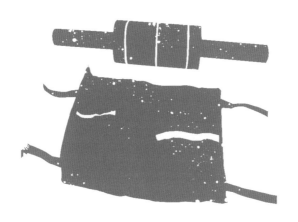

# 第一节　中风偏瘫

脑卒中属中医"中风"范畴，偏瘫是中风患者最常见的症状。《症因脉治》记载："半身不遂之因，或气凝血滞，脉痹不行。"清代王清任在《医林改错》中指出，中风半身不遂、偏身麻，是由气虚血瘀而成，提示气虚血瘀、筋脉失养而成中风偏瘫。张景岳谓："偏枯拘急痿弱之类，本由阴虚……筋急者，当责其无血。"《黄帝内经》谓："诸痉项强，皆属于湿。"故拘急痉挛则归因于"血虚风动"，对治之法当养血活血、祛风通络。

经络是气血运行的通道，其循行贯通上下，沟通内外，纵横交错，遍布全身。《灵枢·经脉篇》谓："经脉者，所以能决生死，处百病，调虚实，不可不通。"这说明经络的通调对中风偏瘫的治疗至关重要。中风偏瘫是最常见的中风后遗症，也是中风病患者最常见的残障形式。其中，中风痉挛性瘫痪是中风病治疗最棘手的后遗症，其治疗效果是影响患者生存质量、致残率的关键。

## 1. 选用药方

采用中药外治二号方：白芍15 g、防风15 g、宽筋藤20 g、钩藤20 g、络石藤15 g、千年健15 g、甘松15 g、海风藤10 g、红花10 g、冰片5 g。

将药物粉碎，过10目筛，制成药袋。将药包放入专用电热蒸汽多功能消毒柜蒸汽蒸煮后恒温放置，待药袋表面温度达40℃左右时，即可进行循经推按治疗。

## 2. 具体操作

（1）患者健侧卧位。术者运用药棒从患者手指起始处开始，由远端向近端对手三阳经及手三阴经来回进行推按，着重对手阳明大肠经及手厥阴心包经进行操作（时间不少于5 min），并对曲池、臂臑、手五里、外关、内关等穴位进行点按，继而引导患者活动上肢各关节。如图32所示。

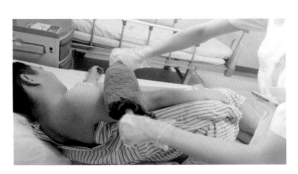

图32　中风偏瘫患者健侧卧位操作

（2）患者俯卧位。术者运用药棒沿患侧背部三阳经反复推按，并对肝俞、脾俞、胃俞等穴位进行点按。如图33所示。

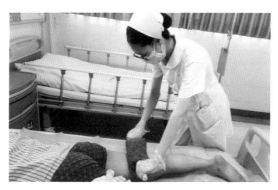

图33　中风偏瘫患者俯卧位操作

（3）患者仰卧位。术者运用药棒从患者足部开始，由远端向近端对足三阳经及足三阴经进行来回推按，着重对足阳明胃经及足厥阴肝经进行推按（时间不少于5 min），并对足三里、丰隆、伏兔、血海、三阴交等穴位进行点按，继而引导活动下肢各关节。其中，患肢手三阳经及足三阳经所走行部位多为伸肌肌群，且为痉挛的拮抗肌，推按手法宜快速、有力，频率为60~80次/min。手三阴经及足三阴经所走行部位多为屈肌肌群，且为痉挛肌，推按手法宜缓慢、轻柔，频率为40~60次/min。室温宜控制在26℃，每日治疗1次，每次40 min，30日为一个疗程。如图34所示。

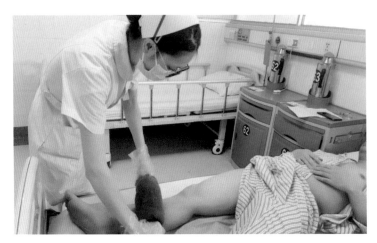

图34　中风偏瘫患者仰卧位操作

# 第二节 腰椎间盘突出症

腰椎间盘突出症是指由于某些原因造成纤维环破裂，髓核组织突出压迫或刺激神经根或硬膜囊所引起的以腰痛及下肢疼痛、麻木为主要症状的病症，是腰腿痛的主要原因，为骨科临床最常见的疾患之一。

腰椎间盘突出症属于中医学"腰股痛""腰痹""腰腿痛"等范畴，其主要是跌扑摔伤、过劳、寒湿、肝肾亏虚等原因引起。中医认为，诸疼痛机理不外乎"不通则痛"或"不荣则痛"，故内有体虚，外感风寒湿热诸邪者，最易犯腰腿痛。

## 1. 选用药方

采用外治一号方：细辛10 g、桂枝20 g、千年健15 g、艾叶10 g、五加皮10 g、地龙20 g、甘松15 g、海风藤10 g、红花10 g、冰片5 g。

将药物粉碎，过10目筛，制成药袋。将药包放入专用电热蒸汽多功能消毒柜蒸汽蒸煮后恒温放置，待药袋表面温度达40℃左右时，即可进行循经推按治疗。

## 2. 操作方法

患者俯卧位。术者用药棒沿患者腰背部督脉及双侧足太阳膀胱经由下往上以缓慢、柔和的手法来回进行推按。以从患者骶尾部往颈椎处推按的过程为一次，频率以 40~60 次 /min 为佳。并于腰阳关、命门、肾俞穴处用药棒一端施以稍重力度按压，使患者感受到该处穴位有被药棒点按的感觉。继续如上法，施于患者双下肢足太阳膀胱经、足少阳胆经和足厥阴肝经。每日 1 次，每次 30 min，14 日为一个疗程。如图 35、图 36 所示。

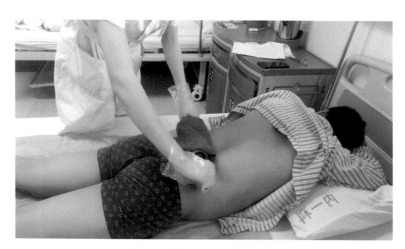

图 35　腰腿痛患者俯卧位操作一

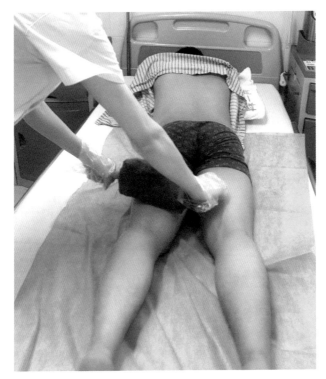

**图36 腰腿痛患者俯卧位操作二**

# 第三节 肩手综合征

肩手综合征，是脑血管病后常见的并发症。其临床表现是初期患侧肩手痛，手腕部浮肿，腕骨区背侧特征性肿胀，皮温上升；严重者出现关节僵直、皮肤及肌肉萎缩或痉挛，影响患者的生活质量。肩手综合征的发病机制主要是由于脑卒中后对机体运动神经中枢前方的血管运动中枢产生一定的影响，对患肢交感神经兴奋性增高以及血管的痉挛反应产生直接的影响，局部组织营养障碍而致。

中医学对肩手综合征的认识，根据其疼痛、水肿、肩手功能障碍及肌肉萎缩的疾病特点，归于"偏枯""痹症"范畴。《明医杂著》率先提出中风病是"偏枯"的疾病基础，再提出"偏枯"的病理因素可能是血虚、血瘀、痰饮等所致，结合"久卧伤气""久病入络"及"久病多虚"等理论，表明中风后病机主要为"不荣、不通则痛"，从而出现肩、手、腕等多处疼痛及功能障碍。"血不利则为水"，由于瘀血阻滞脉道，水液泛溢，故见患肢局部肿胀。可见，肩手综合征的治疗的关键在于活血通络、消肿止痛。

### 1. 选用药方

采用外治一号方：细辛10 g、桂枝20 g、千年健15 g、艾叶10 g、五加皮10 g、地龙20 g、甘松15 g、海风藤10 g、红花10 g、冰片5 g。

将药物粉碎，过10目筛，制成药袋。将药包放入专用电热蒸汽多功能消毒柜蒸汽蒸煮后恒温放置，待药袋表面温度达40℃左右时，即可进行循经推按治疗。

### 2. 操作方法

（1）患者俯卧位。术者使用药棒沿患者手外侧（手阳明大肠经、手太阳小肠经和手少阳三焦经）顺势施以反复推按，并在患者肩至手之间的阿是穴处施以药棒穴位点按。如图37所示。

（2）患者仰卧位。术者使用药棒沿手内侧（手厥阴心包经、手太阴肺经、手少阴心经）顺势施以反复推按。如图38所示。

在对患者进行上述两种卧位操作时，推按手法要缓慢、柔和，频率为40~60次/min。每日治疗1次，每次45 min，30日为一个疗程。

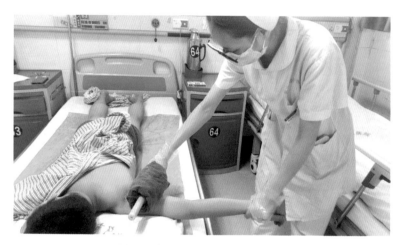

图37　肩手综合征患者俯卧位操作

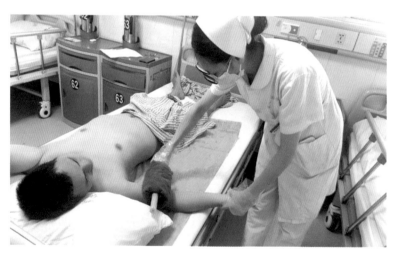

图38　肩手综合征患者仰卧位操作

# 第四节 糖尿病周围神经病变

糖尿病周围神经病变是糖尿病患者中晚期的常见并发症，临床表现主要为末梢神经症状，如手套、袜筒式感觉障碍，并伴疼痛、麻木、发凉、无力和肌萎缩等。糖尿病周围神经病变也是导致足溃疡、感染及坏疽的主要危险因素，严重影响患者的生活质量。

该病症属于中医"痹证""痿证"范畴，主要病机为肾虚血瘀、筋脉痹阻，为消渴日久、阴虚火旺、肝肾不足、气血两虚、络脉瘀滞、筋脉失养所致。

## 1. 选用药方

采用中药外治二号方：白芍15 g、防风15 g、宽筋藤20 g、钩藤20 g、络石藤15 g、千年健15 g、甘松15 g、海风藤10 g、红花10 g、冰片5 g。

将药物粉碎，过10目筛，制成药袋。将药袋放入专用电热蒸汽多功能消毒柜中，加水2 L后，用微波炉加热药袋至沸腾5 min，取出，拧干，将药袋固定到药棒滚筒表面。待药袋表面温度达38~40℃时，即可进行循经推按治疗。

## 2. 操作方法

患者仰卧位一：术者使用药棒沿患者手内侧（手阳明大肠经、手太阳小肠经和手少阳三焦经）顺势施以反复推按。如图39所示。

患者仰卧位二：术者使用药棒沿患者手内侧（手厥阴心包经、手太阴肺经、手少阴心经）顺势施以反复推按；引导下肢，患者仰卧位，术者运用药棒，从足部开始，由远端向近端对足三阳经及足三阴经进行来回推按。每日1次，每次45 min，30日为一个疗程。如图40所示。

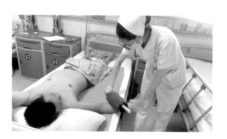

**图39　糖尿病周围神经病变患者仰卧位操作一**

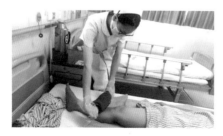

**图40　糖尿病周围神经病变患者仰卧位操作二**

# 【附录】

## 药棒循经推按疗法成果见证

药棒循经推按疗法是国家中医药管理局"十一五"重点专科专病建设期间，本专科根据长期的中医外治临床经验总结而创立的。该疗法在临床应用十多年来，经过多项科研的验证取得了较好的疗效。

药棒循经推按疗法获得广西壮族自治区科技厅科学技术成果1项、国家知识产权局专利局发明专利2项、广西医药卫生适宜技术三等奖1项。

实践证明，本疗法疗效显著、操作方便，符合中医的"简、便、验、廉"的优点，值得广泛推广并应用于临床。

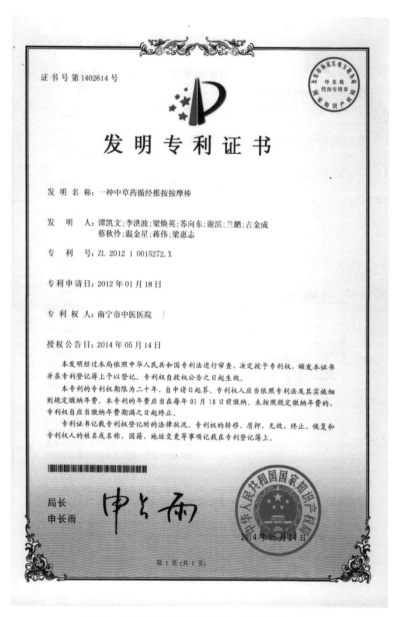

证书号 第1402614号

# 发明专利证书

发 明 名 称：一种中草药循经推按按摩棒

发 明 人：谭凯文;李洪波;梁焕英;苏向东;谢滨;兰鹏;古金成
蔡秋伶;温金星;蒋伟;梁惠志

专 利 号：ZL 2012 1 0015272.X

专利申请日：2012 年 01 月 18 日

专 利 权 人：南宁市中医医院

授权公告日：2014 年 05 月 14 日

　　本发明经过本局依照中华人民共和国专利法进行审查，决定授予专利权，颁发本证书
并在专利登记簿上予以登记。专利权自授权公告之日起生效。

　　本专利的专利权期限为二十年，自申请日起算。专利权人应当依照专利法及其实施细
则规定缴纳年费。本专利的年费应当在每年 01 月 18 日前缴纳。未按照规定缴纳年费的，
专利权自应当缴纳年费期满之日起终止。

　　专利证书记载专利权登记时的法律状况。专利权的转移、质押、无效、终止、恢复和
专利权人的姓名或名称、国籍、地址变更等事项记载在专利登记簿上。

局长
申长雨

第 1 页 (共 1 页)

图41　药棒循经推按疗法被评为国家发明专利

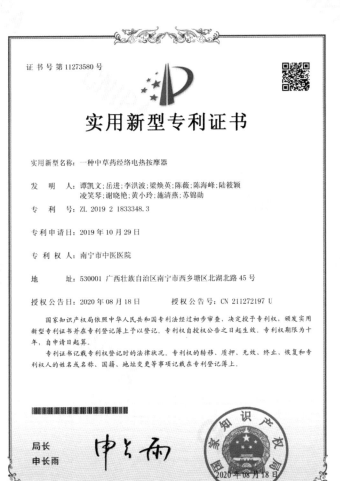

证 书 号 第 11273580 号

# 实用新型专利证书

实用新型名称：一种中草药经络电热按摩器

发 明 人：谭凯文；岳进；李洪波；梁焕英；陈薇；陈海峰；陆菠颖
凌笑琴；谢晓艳；黄小玲；施清燕；苏锦勋

专 利 号：ZL 2019 2 1833348.3

专利申请日：2019 年 10 月 29 日

专 利 权 人：南宁市中医医院

地　　　址：530001 广西壮族自治区南宁市西乡塘区北湖北路 45 号

授权公告日：2020 年 08 月 18 日　　　授权公告号：CN 211272197 U

　　国家知识产权局依照中华人民共和国专利法经过初步审查，决定授予专利权，颁发实用新型专利证书并在专利登记簿上予以登记。专利权自授权公告之日起生效。专利权期限为十年，自申请日起算。
　　专利证书记载专利权登记时的法律状况。专利权的转移、质押、无效、终止、恢复和专利权人的姓名或名称、国籍、地址变更等事项记载在专利登记簿上。

局长
申长雨

第 1 页 (共 2 页)

其他事项参见续页

图42　药棒循经推按疗法被评为国家实用新型专利

95

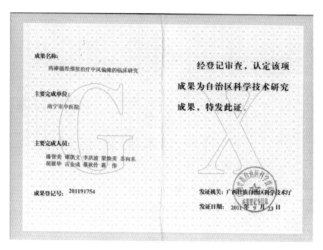

图43 药棒循经推按疗法被认定为广西壮族自治区科学技术研究成果

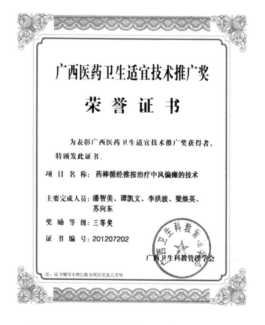

图44 药棒循经推按疗法荣获广西医药卫生适宜技术推广奖